AF461431

Dr Paul DELAUNAY

La Médecine légale dans le Maine SOUS L'ANCIEN RÉGIME

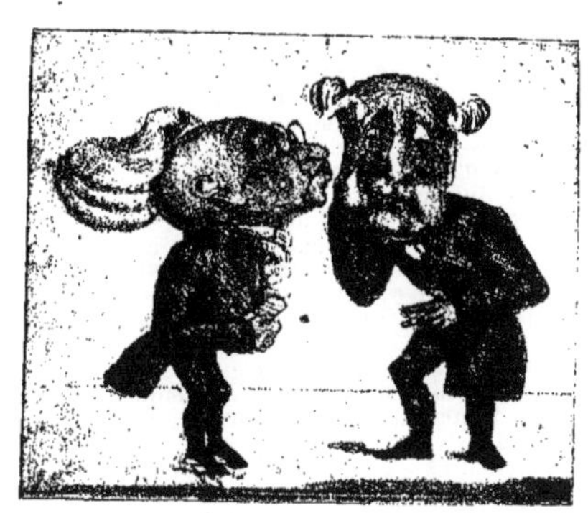

Extrait du *Bulletin médico-chirurgical du Mans et de l'Ouest*, t. III, n° 3, 1920.

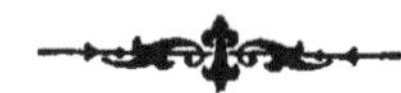

LE MANS
IMPRIMERIE MONNOYER
12, PLACE DES JACOBINS, 12
1921

Hommage de l'auteur. — P. Delaunay

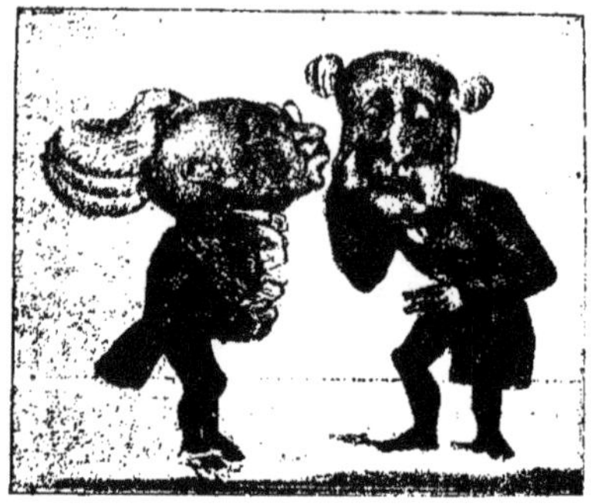

La Médecine légale dans le Maine sous l'Ancien Régime (*).

Par le Dr DELAUNAY

I. *Des rapports et des experts.* — § 1. Des rapports de justice; rapports dénonciatifs et rapports définitifs. — Des experts chargés de ces rapports : les médecins et chirurgiens commis aux rapports; les conseillers médecins du roi et chirurgiens jurés royaux; réunion de ces offices au Collège de médecine et à la Communauté des chirurgiens du Mans. — Prérogatives du médecin du roi à l'égard des chirurgiens jurés. — Infractions fréquentes à ses droits. — Des honoraires médico-légaux. — Des examens confiés aux matrones.

II. *Des rapports au criminel.* — § 2. Comment opéraient les experts : *a* Formalités dans les cas de coups et blessures, l'affaire Manceau (1700). — Forme du rapport. — *b* Formalités en cas de meurtre; rapport au criminel sur un cas de mort violente; rapport sur un suicide, et ce qui s'ensuivit. — Formalités en cas de procédure extraordinaire.

III. *Des rapports en matière civile.* — § 3. — Certificats de maladie; procédure en cas d'aliénation mentale; rôle des magistrats; qualité, nombre et rôle des experts. — Le cas de Marie Elfé. — Intervention du procureur général du Parlement. — Où l'on internait les aliénés.

§ 4. Les chirurgiens experts vétérinaires : l'autopsie d'une perruche.

IV. *Des exoennes militaires.* — § 5. Examen des conscrits de la milice.

V. *Des exoennes politiques.* — § 6. Un certificat pour exemption de collecte.

VI. *Des rapports en matière ecclésiastique.*

I

Le concours prêté par les gens de l'art aux formalités légales n'était pas la moins importante de leurs prérogatives; et nous voyons, à chaque instant l'autorité judiciaire, administrative ou ecclésiastique requérir leur ministère en matière criminelle, civile, militaire, voire canonique.

§ 1. — Les rapports produits en justice se distinguaient en *dénon-*

(*) Les sources consultées sont indiquées par les abréviations suivantes : A. S. Archives départementales de la Sarthe. — A. N., Archives Nationales.— A. H. M., Archives des Hospices du Mans.

ciatifs, et en *définitifs* ou juridiques. Les *rapports dénonciatifs*, dit J. Verdier, « sont ceux qui se font à l'occasion de quelque blessure à l'heure même, ou bientôt après, à la réquisition des blessés ou de ceux qui s'intéressent pour eux » (1). Ils pouvaient donc être rédigés par tout praticien appelé auprès de la victime, mais à la condition qu'il fut docteur ou maître. Au mois de janvier 1730, un notaire de Brains ayant été blessé, Jacquin de la Barre, n'étant encore qu'aspirant en chirurgie et tenant privilège, s'y rendit avec le chirurgien Charpentier, et tous deux en firent le rapport. Sur quoi le Dr Vauguion alors médecin du roi au Mans s'en alla protester auprès du greffier du criminel. Ce dernier refusa le rapport et la victime ayant été transportée en ville, ce fut le médecin du roi qui l'alla visiter, et signa la pièce, conjointement avec Charpentier (2).

Quant aux *rapports définitifs*, ce sont, dit encore Verdier, « ceux qui devant faire foi en justice et guider les juges dans leurs décisions, doivent... être faits et dressés par ceux qui sont préposés à cet effet, ou à leur défaut par ceux que le juge nomme d'office. » (3) Ces rapports, que l'on appelait aussi *provisoires*, parce que c'était sur leur contenu que le blessé se voyait adjuger des *provisions* « pour les frais de poursuite, médicamens et alimens », étaient réservés à des fonctionnaires spéciaux, dont la qualité et le nombre varièrent selon les époques.

Les édits de mai 1603 et janvier 1606 avaient conféré au premier médecin du roi le droit de nommer des *médecins et chirurgiens commis aux rapports de justice*. Puis survint l'édit de février 1692, qui substitua à ces dignités des « offices formés et héréditaires » de *conseillers médecins du roi et de chirurgiens jurés royaux*. Enfin lorsqu'en en 1771, le Maine fut constitué en apanage au profit du comte de Provence, ce fut au nom du Roi et de Monsieur que nos experts durent désormais verbaliser.

A Laval, à Mayenne, où il n'y avait point de Collège, la charge de conseiller médecin du roi était la propriété personnelle du titulaire, son acheteur. Au Mans, l'office, propriété du Collège de médecine,

(1) J. Verdier, *La jurisprudence de la médecine en France*, Alençon et Paris, 1762-63, 2 vol. in-12, 1re partie, t. II, p. 258.

(2) *Mém.* de Vauguion, § 70, in P. Delaunay, *Vieux médecins Sarthois*, 2e série, Le Mans, Mamers, 1912, in-8°.

(3) Verdier, *loc. cit.*, p. 258.

était exercé à tour de rôle par chaque docteur (1), et cet usage fut observé jusqu'à la Révolution. Ajoutons que les droits de la charge étaient limités au ressort du présidial du Mans, et que « dans les lieux où il n'y [avait] point de médecins aux rapports, les autres médecins rentr[aient] de plein droit dans cette fonction » (2).

Quant aux chirurgiens jurés royaux, l'édit de 1692 leur réservait également le droit de rédiger « à l'exclusion de tous autres,... les rapports des visitations qui ser[aient] faites tant par ordonnance de justice que dénonciation des corps morts, blessés, noyés, mutilés, prisonniers ou autrement ».

Tout au moins, en cas de rapport collectif, le juge adjoignait-il au premier chirurgien mandé par le blessé le chirurgien juré royal. Ainsi voyons-nous en mars 1700 Charles Guinoiseau, maître chirurgien juré royal de la ville du Mans, se transporter à Etival pour examiner, de concert avec le chirurgien Manceau, de cette paroisse, la femme de Charles Querville, victime des sévices de Julien Hunault (3). Quelques mois après, le 3 septembre 1700, le même Guinoiseau se rend à Mézières-sous-Ballon pour y visiter avec son confrère Jean Salmon de Ballon le marchand Le Bouleur, « gisant au lit » à la suite « des exceds et blessures commis sur sa personne » (4).

Il arrivait aussi qu'à défaut de chirurgien juré, les magistrats se réservassent le droit de recourir au praticien le plus proche : en 1791, Moreau du Boulay déclare que dans le pay de Fresnay, vu l'absence de conseiller médecin du roi et de chirurgien aux rapports, tous ceux du tableau ont été requis à l'occasion par la justice (5).

En ce qui concerne la ville du Mans, il semble que les offices de chirurgiens jurés ne furent point accaparés par des particuliers à titre personnel : un arrêt du Conseil du 17 février 1693 ayant ordonné que les offices de chirurgiens jurés royaux seraient unis et incorporés aux communautés de chirurgiens dans les Généralités de Tours et d'Orléans, il est probable que la corporation des chirurgiens du Mans

(1) Cf. P. Delaunay, *Comment on soignait nos pères, médecins manceaux d'autrefois*, Bull. de la Comm. hist. et archéol. de la Mayenne, 1920, p. 94-96.
(2) Verdier, *loc. cit.*, p. 226.
(3) A. S., B. 1288.
(4) A. S., B 1288.
(5) A. S., L 462.

s'empressa d'en faire l'acquisition en nom collectif ; et que les chirurgiens qui nous apparaissent, sur les rapports, investis de ces fonctions, ne les exerçaient que par délégation temporaire (1). Lorsque l'édit de 1723 abolit les offices de chirurgiens jurés royaux pour rétablir dans leurs anciens droits les lieutenants du premier chirurgien, il n'attribua à ces derniers que la juridiction sur les communautés chirurgicales. et non point le privilège des rapports de justice qu'ils n'avaient jamais possédé antérieurement. En sorte que l'office des rapports resta uni, comme par le passé, à l'ensemble de la communauté (2), et que les expertises demeurèrent indifféremment confiées au lieutenant ou aux autres maîtres, au gré des magistrats.

Quant à la participation du Conseiller-médecin du Roi aux expertises, elle était assez mal réglée. Les docteurs avaient bien essayé de prendre leurs précautions à l'égard des gens de Saint-Côme ; une transaction passée le 7 janvier 1697 entre les médecins et les chirurgiens du Mans stipula qu'aucun de ces derniers ne ferait de rapport en justice sans y appeler le médecin du roi. Encore fallait-il compter avec l'indépendance des chirurgiens, qu'encourageait trop souvent l'arbitraire de l'autorité. En février 1706, le lieutenant criminel ne convoqua à l'exhumation de Me Gareau, prêtre, que les chirurgiens Goutard et Guinoiseau. Averti, le Dr Vauguion, fit assembler le collège de médecine, et le Dr Levasseur, qui était le médecin de M. le lieutenant criminel, lui fut d'abord délégué pour le pressentir à ce sujet. Après quoi, le doyen Livré et le Dr Vauguion, médecin du roi, allèrent rendre visite au magistrat pour le prier de conserver les droits de la charge. M. Nepveu les reçut fort bien, et leur promit de commettre le conseiller-médecin en toute affaire de conséquence, et quand la distance s'y prêterait (3). En retour, le collège décida qu'à l'avenir

(1) Parmi les chirurgiens qui en furent pourvus au Mans, citons Charles Guinoiseau et Louis Charpentier (en mars 1700) Pierre Le Roy et Nicolas Perou (en juillet 1700) Joseph Lemasson (1706).

(2) « L'office des rapports en justice est uni à cette communauté », dit l'*Almanach ou Calendrier du Maine* pour l'an de Grâce 1761, p. 41. — Il n'en était probablement pas de même à Laval : le 20 juillet 1776, « François Hubert, agréé par Monsieur pour être pourvu de l'office de chirurgien roial Juré dans la ville, fauxbourgs et dépendances de Laval..., sur la résignation de Joseph-André Hubert », paye au Trésor de Monsieur comme droit de transmission 72 l. 18 s. 4 d., plus 7 l. 5 s. 10 d. pour les 2 sous pour livre, soit 80 l. 4 s. 2 d. L'office était évalué à 1750 l. (A. N., R 5/51.) Il dépendait de Monsieur depuis la constitution du Maine en apanage (1771.)

(3) Mém. de Vauguion, § 15.

le médecin du roi entrant en charge irait saluer le lieutenant de police et le lieutenant criminel du présidial. Mais cette politesse tomba vite en désuétude : car M. le lieutenant criminel avait la mémoire courte ; et lors de l'exhumation d'une femme du Pré, qui avait été tuée par des soldats, il appela sans doute un médecin ; mais ce fut le Dr Champion, qui pour lors n'était point en charge. La compagnie n'osa protester.

En avril 1718, Me Pierre Nepveu ayant fait ouvrir au Gué-de-Mauny le corps d'un sieur Maillard, ne manda que les chirurgiens Charpentier le jeune et Crié, qui firent l'autopsie. Le lendemain, les docteurs se réunirent, et députèrent leurs deux anciens, Levasseur et Champion, au Lieutenant criminel et au procureur du roi. Ceux-ci s'excusèrent fort honnêtement de leur omission, et promirent de n'y plus manquer à l'avenir (1).

Le tarif des honoraires médico-légaux soulignait les degrés de la hiérarchie professionnelle : le conseiller médecin du roi ou le médecin commis par la justice touchait une indemnité de 5 l. par jour en cas de déplacement, et de 50 sols pour un rapport dans le lieu de sa résidence, tandis que le chirurgien n'était payé que 4 l. pour son voyage, 40 sols pour un rapport ou une visite dans sa ville et 4 l. pour une exhumation ou autopsie. Ce tarif était encore en vigueur à la fin du XVIIIe siècle : et nous voyons, Vétillard en 1767, Champion en 1787 (2), toucher 2 l. 10 s. pour un certificat d'aliénation mentale, tandis que le ou les chirurgiens co-signataires empochent modestement leurs 40 sous. Le 21 septembre 1760, Brasdor, de Parigné-l'Evêque, mandé au Mans pour une affaire de viol, reçoit 7 l. 5 s. pour ses rapports, répétition et voyage ; rappelé le 20 décembre, dans la même affaire, pour confrontation et recolement, il se voit gratifier des 4 l. règlementaires (3). — Il y a cependant quelques variantes : en 1709, les chirurgiens Menard, de Fercé et Bomer, de Noyen reçoivent chacun 5 l. pour une autopsie, suivie d'un rapport collectif, et la répétition, opérations qui les ont, il est vrai, entraînés jusqu'à Pirmil (4). En 1713, « Messire Antoine Le Féron, écuyer, sieur des Roches », ayant été

(1) Mém. de Vauguion, § 42.
(2) A. S., B 1085.
(3) A. S., B 1382.
(4) A. S., B 1294.

assassiné à la porte de l'auditoire du bailli d'Assé-le-Boine, l'ouverture de son cadavre fut faite par deux chirurgiens de Fresnay : François Beliard et Léonore Prévost, qui reçurent chacun XII livres d'honoraires, dont le citateur ne nous donne pas le détail (1). En 1723, le Collège des médecins du Mans décide qu' « à l'égard des rapports à la campagne on prendra 12 l. par jour, et [que] là-dedans seront compris le voiage, le rapport et même la répétition s'il y en a à la campagne » (2).

Notons pour finir, que les matrones ou sages-femmes pouvaient être exceptionnellement, chargées d'expertises spéciales ; ainsi, le 8 juin 1669, à la requête de Jacques Bodineau, lieutenant criminel de Château-du-Loir, la matrone Jeanne Travaillard fut chargée de constater, au cours d'un procès fameux, la grossesse de la belle marquise de Courcelles, Sidonia de Lenoncourt, dont M. André Beaunier nous a si joliment conté les amoureuses tribulations (3).

II

§ 2. — Après avoir énuméré les principaux acteurs des drames médico-judiciaires, il nous faut maintenant les voir à l'œuvre. Un exemple fera mieux comprendre les formalités qui mettaient en branle toute cette hiérarchie ; et justement le héros de l'histoire était un chirurgien.

Le 2 janvier 1700, Louis Manceau, maître en chirurgie au Grand-Saint-Georges, se prit de querelle au sortir du cabaret avec Ambroise Bellanger, « médecin de bestial ». Des invectives et des jurons, ils en vinrent bientôt aux arguments frappants. Bellanger traita son adversaire de « b... de chien et [de] b... de j... f... » et le jeta par terre d'un coup de fourche en criant « qu'il failloit qu'il le batist tant que le diable l'emportast. «

C'est pourquoi le lendemain 3 janvier, notre chirurgien dégrisé et tout meurtri s'en vint porter plainte à Me Nepveu, lieutenant criminel en la sénéchaussée, demandant qu'information fût ouverte, au besoin

(1) A. Le Guicheux, *Chroniques de Fresnay, Assé-le-Boisne...* Le Mans 1877, in-8°, p. 50.
(2) Mém. de Vauguion, § 60.
(3) A. Beaunier, *Sidonia ou le malheur d'être jolie*, 12e éd., Paris, Calmann-Lévy, 1920, III-334, p. in-18, p. 143.

par « monitoire », et se portant « partie civille pour poursuivre la reparâon, domages et ints. »

Le lieutenant criminel en référa immédiatement au procureur du roi, et, sur son avis conforme, assigna au lendemain les témoins. Pendant ce temps, le malheureux Manceau s'abandonnait au conseiller-médecin du roi, qui flanqué du chirurgien juré royal et d'un autre chirurgien, rédigea le rapport suivant.

« Nous soubsignés Jean Livré, docteur en médecine de l'Université de Montpellier, conseiller-médecin du Roy, Charles Guinoiseau, chirurgien-juré royal et Etienne Bourmay (1), maître-chirurgien de la ville du Mans, certifions nous être transportés en l'ostellerie où pant pour enseigne le Chapeau-Rouge, parr^e^ De Saint-Jean de la Cheverie pour voir et visiter Louis Manceau demeurant parr^e^ du Grand-Saint-Georges que nous avons trouvé gisant au lit avec fievre se plaignant de grandes douleurs de teste et d'estomac et d'avoir continuelement vomy depuis les exceds et coups qu'il nous dit avoir receu le jour d'hier et procédant à ladite visite, nous avons remarqué sur la partie inférieure et latérale droitte de l'os coronal, une playe de grandeur d'un travers de doit, pénétrant iusques aupericrane de profondeur, englissant du costé du muscle crotaphite de deux travers de doits avec contusion, echimose et inflammation aux paupières tant supérieure qu'inférieure de l'œil du meme costé qui s'étendent vers et sur ledit muscle crotaphite laquelle playe estimons avoir été causée par instrument persant et pointu comme couteau, baïonnette, fourche ou broch pour raison de laquelle playe il est à propos de le seigner... plusieurs fois pour prevenir une plus grande inflammation et autres accidents de laquelle playe il ne peut estre parfaitement guéry de quatre sebmaines sauf les accidents qui pouroient ariver et apartient au chirurgien qui le pancera et medicamentera pendant ledit temps la somme de quinze livres, et est nécessaire que ledit Manceau garde le lit du moins pendant sept à huit jours et observe un bon régime de vivre, ce que nous asseurons véritable en foy de quoy avons signé le present raport au Mans, le troisiesme janvier mil sept cent... »

J. Livré, Guinoiseau, Bourné J. » (2).

Le rapport signé et déposé, les experts n'étaient pas quittes et chacun d'eux se vit ajourné au lendemain 4 janvier, par l'huissier

(1) Il s'agit d'Et. Bourné.
(2) Sur demi-feuille (papier) de la Généralité de Tours, timbrée à un sol 4 deniers. — (A. S., B. 1288)

Gelé, pour la *répétition* et confirmation du rapport. Livré donc, puis Bourné, se rendirent à l'audience du lieutenant criminel, et firent apparoir l'assignation par eux reçue. Chacun déclina son identité, jura de dire la vérité, répéta les constatations par lui faites la veille; et après lecture de sa déposition, y déclara persister et signa.

En somme, convocation de l'expert directement ou par huissier, sur ordonnance du lieutenant criminel, à la requête du procureur du roi — rédaction du rapport — réassignation par huissier pour la *répétition* dudit rapport — serment, déposition orale, confirmation et signature au dossier de l'enquête, telles étaient, les diverses formalités auxquelles devaient satisfaire le médecin ou le chirurgien commis en cas de coups et blessures.

La forme du rapport est à peu près invariable ; rédigé sur papier fiscal au timbre de la Généralité il énumère, successivement les noms, titres et mandat des experts, les noms et domicile de la victime, le nombre et la nature des plaies observées, leur origine probable, la durée d'incapacité à prévoir, l'importance et la durée des soins nécessaires (et l'on pense bien que la saignée n'y est point oubliée). Finalement, le rédacteur mentionne par avance le montant des frais du traitement, qui est toujours calculé d'une manière forfaitaire et globale. Pour une plaie pénétrante à « la partie moienne du coronal gauche », accompagnée de quelques autres plaies contuses de la face, nécessitant « trois sebmaines » de soins, chez un marchand de Mézières-sous-Ballon, le rapport évalue à 18 l., « attendu la distance », les profits du chirurgien de Ballon « qui la pancé et pansera pendant ledit temps et fournira les autres médicaments nécessaires » (1). — Pour une forte contusion du bras observée chez l'huissier Cottereau du Mans, et entraînant douze jours d'incapacité, Vauguion et Goutard déclarent qu'il « appartiendra au chirurgien qui le pansera et médicamentera pandant ledit tans la somme de 4 livres » (2). Voici d'ailleurs, pour finir, l'énoncé complet d'un semblable certificat, où l'on appréciera du même coup les lumières médico-légales et les capacités orthographiques de nos chirurgiens de campagne :

(1) A. S., B. 1288.
(2) A. S., fonds munic., 65.

« Nous Jean Mautouchet mestre-chirurgien soubsigné transporté à la métairie du Grand-Aulnay, paroisse de tival le Mans, à et faict de voir et visité Julien Hunault laboureur des excest commins en sa personne et procédant à ladites visite, avons remarqué ce qui en suict savoir une contuzion de largeur de trois travairs de doict situé sur los coronal costé dextre partye inférieure dy celui pleus une contuzion comprenant tout le métacarpe de la main dextre avec une petite playe gutanée sytué sus y celuy pleus au pouce de la main senetre une contuzion avec une excorriation situé sur la première falange dudict pouce (*) pleus ce plains d'avoir reseu plusieurs coups de pierre sur son corps néanmoins qui ne nous ont point apareu des quels excest sy desseus jugons avoir esté faicts par ; instrument pougnant, contondans comme coust de broc, batton, poin, pied, pierre ou autres chozes de semplable effect et ne peut estre guery des excex susdits sauf accident de duze jours et a le dict heunault soin de garder le lict et vivre de régime de vie pour et viter aux accidens qui pouroient ariver comme fievres et aspeest et peud apartenir au chirurgien pour le pansement et medicaments pendant ledict tenpts la somme de huict livres eu esgard à la distance des lieux faict au lieu et métairie des grand aunais ce saizeiesme mars mil sept cent (*) pleu à la main gauche une contuzion de grandeur de deux pointe de doict avec excoration. Jean Mautouchet » (1)

En cas de meurtre, les formalités : réquisition de l'autorité compétente transmise par huissier ou signifiée d'office, — comparution, — autopsie, — procès-verbal descriptif, — réassignation par l'huissier pour la *répétition*, — serment, interrogatoire d'identité, — audition du rapport, — confirmation par son auteur, — nouvelle déposition orale, et signature au procès-verbal d'enquête, — se succèdent à peu près dans le même ordre (2).

A noter une particularité assez spéciale et que nous n'avons ren-

(1) A. S. B 1288. Sur quart de feuille de la Généralité de Tours, timbrée à 6 den., 2 d. — Jean Mautouchet, alors âgé de 28 ans, était maître en chirurgie à Etival-lès-le Mans. — Certains de ses confrères de campagne usaient d'un style et d'une orthographe encore plus fantaisistes : Voy. le *Curieux certificat d'un chirurgien au* XVIIIe *siècle*, publié par A. Gentil : *in* Bull. de la Soc. d'Agriculture, Sciences et Art de la Sarthe, T. XLVI, 1917-18, p. 157-158.

(2) Dans une affaire instruite en 1787-88 par Roussard, lieutenant-général civil, criminel et de police de la sénéchaussée de Beaumont-le-Vicomte (assassinat de la dame Beaudoux), les formalités imposées aux experts, le Dr Lehault et le chirurgien Berger de Beaumont se succèdent dans un ordre un peu différent : assignation, prestation de serment, examen du cadavre, dépôt du rapport, réassignation pour répétition dudit rapport. (Archives départementales de l'Orne, série B, dossier non coté du Greffe criminel de la sénéchaussée de Beaumont).

contrée qu'une fois : le 9 janvier 1709, le sieur Le Roy ayant été tué d'un coup de doloire par le tonnelier Couasnon son beau-frère, le bailly Me Michel Martin, « licentié ès loys, juge civil et criminel des baronnie et chastellenie de Pilmil », se rendit sur les lieux pour vérifier l'identité du défunt. « Ce faisant a esté par notre dit greffier en nostre présense et dud. procureur, *aposé le seaux de ladite juridiction dud. Pilmil sur le frond dud. cadavres dud. Le Roy par forme de nantissement, de jurediction*, ce fait nous l'avons fait trensporter dans la chambre ou tien la juerediction ordinnaire du lieu pour estre plus enplement recongneue » (1). L'autopsie fut pratiquée le surlendemain par les chirurgiens Bomer de Noyen, et Menard de Fercé (2).

Voici, à titre d'exemple, la teneur d'un rapport au criminel : un sieur Rognot ayant pris son fusil pour tirer les salves accoutumées le jour de la procession de la Fête-Dieu, en la paroisse Saint-Benoît du Mans, tua par imprudence un sieur René Valliot. Sur remontrance de M. de la Galorière, procureur du roi, le lieutenant criminel Nepveu de Rouillon, décida de se transporter dès le lendemain auprès du cadavre. L'ayant fait reconnaître, il manda d'office le Dr Pean du Chesnay et le chirurgien La Barre qui se rendirent à son appel et, serment prêté en présence du magistrat, se mirent en devoir de faire l'ouverture et visite du corps. A la suite de quoi ils rédigèrent leur constat en ces termes : (3)

(1) Pareil exemple est rapporté par M. Lambeau pour Vaugirard : en 1685, un soldat ayant été assassiné, Jean Goret, lieutenant de la Prevoté d'Issy et Vaugirard, qui dépendait alors de l'abbaye de Saint-Germain-des-Prés, fait « mettre le cachet des armes de nosdits seigneurs religieux sur le front dudit particulier mort. » *Histoire des communes annexées à Paris en 1859, publ. sous les auspices du Conseil Général. Vaugirard*, par L. Lambeau, Paris, L. Leroux, 1912, 538 p. in-4°, p. 41.) — La déclaration royale du 5 septembre 1712 portant reglement pour les formalités à observer lors de la découverte d'un cadavre, stipule également que les juges et commissaires lui appliqueront « le scel sur le front ».

En 1773, le chirurgien Turquau ayant été assassiné près de Guignes-en-Brie, « le procureur fiscal fait apposer sur le cadavre le cachet et sceau des armes de la juridiction de Coubert sur cire molle appliquée partie sur le front, partie sur les cheveux », faute d'avoir pu « apposer ledit cachet en cire d'Espagne rouge. » (Goulard, *L'Assassinat d'un maitre-chirurgien à Guignes-en-Brie au XVIIIe siècle*, La France médicale, 25 octobre 1911, n° 20, p. 383).

(2) A. S., B. 1294.

(3) Un des plus anciens modèles de ces rapports est celui de la visite que firent « François Duchesne, Macé Véron, Simon Belocier, et Guillaume Hureau, maitres cirurgiens et barbiers » du corps d'Olivier de Feumusson, assassiné au Mans, Faubourg Saint-Jean, le 22 mars 1537. (Alb. Goulard, *Une Autopsie au XVIe siècle, Meurtre d'Olivier de Feumusson*, La Province du Maine, T. II, 1894, p. 197-204.)

« Nous soussignés, Jean-François Péan Duchesnay, conseiller médecin du Roy en exercice [demeurant paroisse du Grand-Saint-Pierre de cette ville] Et René Jaquin de la Barre, Lieutenant du premier chirurgien du Roy en exercice [demeurant paroisse de Saint-Benoit aussi de cette ville] Certifions que sur la Requisition de Mons. le procureur du Roy et par ordonnance de Mons. le lieutenant criminel de cette ville en datte de ce jour nous nous sommes transporté dans une petite maison servant de magazin au s[r] Georget, marchand tanneur, située Ruelle des Moulins, paroisse de Saint-Benot, où nous avons trouvé un cadavre qu'on nous a dit ettre celui de Rein Valliot ; et qu'en conséquence de ladite ordonnance nous avons procédé à la visite dudit cadavre auquel nous avons trouvé une plaie de la largeur de trois pointes de doigts à la partie supérieure du coronal partie latérale gauche vers le pariétal que nous avons trouvé fracturé dans presque toute son étendue, et qu'ensuite ayant enlevé les os du crâne nous avons trouvé la duremère et la piemère et leurs vaisseaux brisés et déchirés pareillement que le cerveau et ses vaisseaux dans lequel nous avons nous avons (*sic*) trouvé la valeur d'un coup de plomb qu'on nomme du petit quatre, laquelle plaie nous jugeons avoir été faites par armes à feu, comme fusil, pistolets, etc., dont le coup s'est perdu dans la substance du cerveau et cervelet vers la partie postérieure droite Laquelle plaie et ses suites nous jugeons ettre la seule cause de la mort dudit René Valliot. En foy de quoy nous avons donné le présent pour servir et valoir. Au Mans ce cinq juin mil sept cent-quarante et sept. »

Péan Duchesnay. Labarre Lieutenant en exercice (1).

Parfois, les problèmes diagnostiques étaient plus délicats : au mois d'août 1691 un habitant de Changé, Jacques Coynard, ayant été trouvé pendu dans son grenier, le bailli de la seigneurie de la Buzardière prit avis du chirurgien Charles Potier pour savoir si le défunt avait été victime d'un guet-apens, ou l'auteur volontaire de sa mort. Sur les conclusions de l'homme de l'art, le juge admit qu'il y avait eu suicide ; ce qui valut à l'infortuné Coynard une flétrissure posthume, et à sa veuve une forte amende (2).

(1) A. S., B. 1351. — Certificat sur papier de la généralité de Tours, timbré à 8 deniers.

(2) « Deffault de Marguerite Beuruer, vefve Jacques Coynard, lecture faite de notre sentence du vingt-huit aoust dernier rendu contre la mémoire dudict Coynard, nous l'avons condamnée tant en son nom de commune en biens avec ledict Coynard que de mère et tutrice naturelle de ses enfants issus d'elle et dudict Coynard deffunct de payer la somme de cent livres pour une part, l'amende que nous avons jugée, et vingt livres au proffict de la Fabrice de Changé dans quinzaine et aux despens de cette instance liquidés à cent sols ». (Cité par L. Esnault et Froger, *La Communauté d'habitants de Changé*, Revue hist. et archéol. du Maine, T. LXV, 1909, p. 314-315 et note 1, p. 315.)

Tel était le rôle des experts dans le cours normal de la justice criminelle. Il se compliquait encore, en cas de procédure extraordinaire. En 1769, un mendiant, Nicolas Javary, s'étant rendu coupable d'un attentat à la pudeur sur une fillette de Parigné-l'Evêque, fut appréhendé par la maréchaussée et incarcéré le 19 août dans les prisons du Mans. Sur quoi, M. Thébaudin de la Rozelle, conseiller du Roi, assesseur de la maréchaussée générale de Touraine, procéda à son interrogatoire et, à la requête de M. Le Clerc de la Galorière, procureur du Roi, prononça le renvoi du coupable devant le juge du lieu du délit. Or, il se trouvait que le haut justicier était, en droit, le Seigneur de Loudon ; mais en fait, ainsi que M. le Procureur du Roi le remontra par la suite, « la haute justice de Loudon n'[était plus] exercée depuis un temps immémorial », en sorte que, dans ces conditions, l'affaire relevait du lieutenant criminel de la sénéchaussée. Dès lors, sur l'invitation de M. Le Clerc, le lieutenant criminel Rottier de Belin rendit, le 20 septembre, une ordonnance enjoignant au chirurgien qui avait visité l'enfant d'en faire son rapport et de le déposer au greffe de la sénéchaussée.

Avisé par exploit de l'huissier Lesourd, en date du 20 septembre, le chirurgien Michel Brasdor, de Parigné, rédigea son constat et se rendit le 21, à la barre du lieutenant criminel. Il comparut à son rang parmi les autres témoins, exhiba son assignation, déclina ses nom et prénoms, prêta serment, ouit la plainte du procureur du Roi, déclara n'être parent ni allié ni serviteur des parties, entendit lecture de son propre rapport, et déclara y persister. Puis, il en fit la répétition orale, déposant sur ses constatations ; on lui relut cette déposition, qu'il affirma véritable, et, ayant requis taxe, il contresigna son interrogatoire.

La procédure, jusque là, était commune. Mais quand M. Rottier de Belin en eut fini avec les témoins et l'accusé, le procureur du Roi, ayant pris communication du dossier, requit, le 22 septembre, qu'il fut procédé extraordinairement contre le mendiant « par recollement et confrontation aud. Javary des témoins ouïs ezdittes charges. » Et le 9 décembre 1769, au nom d'Anne-Louis de Beauvau de Tigny, sénéchal du pays et comté du Maine, M. Rottier de Belin rendit avis conforme.

C'est pourquoi, le 20 décembre, bravant la bise d'hiver, le chirurgien Brasdor était contraint de regagner Le Mans pour s'y voir *recollé* comme témoin au sujet de sa répétition du 21 septembre. Il prêta serment, se fit relire ladite répétition, puis le présent recollement; persista dans l'une et l'autre, et signa au procès-verbal entre le lieutenant criminel et le greffier.

Le même jour, Brasdor fut soumis à la deuxième formalité, la *confrontation*. Serment de nouveau prêté, il fut mis en présence de Javary, fut entendu et interrogé contradictoirement avec lui, maintint ses conclusions tant au pied levé qu'après lecture du procès-verbal de confrontation, qu'il signa entre Rottier de Belin et le greffier. Après quoi, il fut tenu quitte et rentra dans son pays.

Quant au malheureux Javary, il dut encore subir un dernier interrogatoire devant le présidial au grand complet, pour s'entendre finalement condamner à la requête du procureur du Roi et au nom du Sénéchal, à 20 sols d'amende, trois heures de carcan au poteau des halles « un jour de marché », et neuf ans de bannissement hors du comté (1).

La jurisprudence observée dans cette occurrence fut d'ailleurs quelque peu anormale : un arrêt du 21 mars 1714, cité par Verdier, « fait défense de répéter les chirurgiens ou médecins sur leurs rapports, lorsqu'ils auront été faits par autorité de justice en la forme prescrite par l'ordonnance, ni d'ordonner audit cas le recollement desdits médecins ni chirurgiens pour valoir confrontation. » Il est vrai qu'on possède bon nombre d'arrêts prescrivant des dispositions inverses, ce qui peut s'expliquer, d'après le juriste Prévôt, en ce que « les Règlemens qui font défense de répéter ou recoller et confronter sur les rapports doivent s'entendre des cas où les experts ne découvrent que les faits sans charger personne ; mais... ces récollements sont nécessaires lorsque les experts font charge contre les accusés personnellement ». En sorte qu'après avoir été commis comme experts, ils peuvent être encore assignés, récollés et confrontés à titre de témoins (2).

III

§ 3. — Nous n'avons envisagé jusqu'ici le rôle des experts qu'en

(1) A. S., B. 1382.
(2) Verdier. *Jurispr. de la méd.*, t. II, p. 289-293.

matière criminelle. Ils n'étaient pas moins fréquemment requis en matière civile. Dans les cas banaux, la procédure était simple; les fonctionnaires qualifiés se rendaient auprès du patient, et rendaient un compte succinct de son état, comme on en pourra juger par le document suivant, d'origine lavalloise :

« Nous soussignés Jean Deschamps de la Bellangerie, docteur en médecine, conseiller médecin du roy, doyen des médecins et médecin des hôpitaux de cette ville, François Esnaut, maître en chirurgie, chirurgien du roy juré, vérificateur des rapports, l'un des chirurgiens majors de l'Hôtel-Dieu de Saint-Julien, ayants serment à justice certifions nous être ce jourd'hui quatorze novembre mil sept cent soixante, transportés dans l'auberge où pend pour enseigne l'écu de Bretagne où demeurent les demoiselles Montsallier à l'ancien carrefour des toiles, paroisse de la Sainte-Trinité, pour y voir Annibal Marc Auguste Farcy de Montavalon malade dans laditte auberge depuis trois mois, dresser notre rapport de l'état actuel de sa santé, arrivés dans la ditte auberge sur les onze heures du matin nous aurions entré dans une sale basse où nous aurions trouvé assis près le feu ledit Monsieur de Montavalon, nous avons été frappés du premier coup d'œil de sa figure tant elle est changée, son visage de couleur jaunâtre, l'œil morne et battu, le blanc de l'œil qui est la cornée en teinte de jaune, et sa couleur blafarde, le visage écoulé et amaigri de beaucoup, nous avons pris le poux, nous l'avons trouvé petit et languissant, nous avons passé à l'examen du bas-ventre, nous avons trouvé quelque dureté dans le foye, et gonflement, le ventre bouffe, mais nous n'avons trouvé aucun signe d'épanchement d'eau dans le bas-ventre, nous avons remarqué que la jambe et le pied gauche est gorgée et œdémateuse, ce qui prouve encorre les obstructions et embaras formés dans les viscères du bas-ventre, surtout dans le foye; pourquoy nous estimons concordemment que l'épenchement dans le bas-ventre de sérosités n'est pas fort éloigné si le Sieur de Montavalon ne le prévient par des tisannes apéritives diurétiques, par des bols hidrogues (*sic*), répétés souvent et pendant longtemps, le tout aidé d'un régime exact et sévère : tout quoy certifions véritable en foy de quoy nous avons signé et délivré audit Sieur de Montavalon pour valoir et servir ce que de raison, fait en laditte auberge ce dit jour et an que dessus J. Deschamps fr. Esnaut, chirurgien royal et greffier » (1).

[Conllé à Sablé le 20 novembre 1760.

Reçu douze sols 6 d. Dervillé].

(1) Du cabinet Brière.

En matière d'aliénation mentale, les formalités étaient un peu plus compliquées. L'initiative de l'internement était prise, à la requête des parents ou des voisins, par le lieutenant général du présidial et sénéchaussée, — à son défaut, par le lieutenant particulier ou un conseiller au présidial — à la requête du procureur du Roi, ou en son absence, de l'avocat du Roi. Le magistrat procède d'abord à l'assignation et à l'audition des témoins. Puis il passe à l'interrogatoire du dément, tantôt avant, tantôt après l'expertise médicale, non sans prendre, entre temps, les mesures nécessaires tant à sa propre sécurité qu'à celle de l'aliéné. En 1787 le lieutenant général Jouye des Roches, se transportant au domicile d'un Sieur Blanchet, inculpé d'extravagances, a soin d'enjoindre à l'huissier Lesourd de « demeurer auprès de la personne dud. Blanchet, même de se faire assister de tel nombre de personnes à sufire pour contenir led. Blanchet et empêcher les suites de ses fureurs », déclarant au reste « que led. Lesourd sera payé de ses salaires sur le revenu des biens dud. Blanchet auquel effet exécutoire lui sera... décerné », et aussi que « le receveur des amendes de Monsieur sera remboursé des frais nécessaires pour mettre à exécution [la] présente ordonnance » (1).

Les experts sont au nombre de deux ou trois : il y a constamment un médecin — qui n'est pas toujours le médecin du Roi — et un ou deux chirurgiens. Assignation, prestation de serment, examen du malade, dépôt du rapport, affirmation et *répétition* du rapport, se succèdent dans l'ordre habituel. Un simple fait montrera le détail de ces différentes opérations.

En septembre 1767, la maréchaussée ayant amené dans les prisons du Mans une vagabonde allemande, Marie Effé, il parut qu'elle avait « l'esprit dérangé », qu'elle manifestait une violence extraordinaire », et donnait « lieu d'appréhender qu'elle ne [mit] le feu dans les prisons ». Sur le champ le procureur du Roi, fit appel au Lieutenant général de la Sénéchaussée afin qu'il en fit information.

Vu la vacance de la charge, ce fut le lieutenant particulier civil Thébaudin de la Rozelle qui accueillit la requête; et le jour même 5 septembre dûment convoqués par l'huissier audiencier Guerrault, comparurent devant le magistrat et son greffier, le « concierge des

(1) A. S., B. 1085.

prisons royalles » Blondeau, sa femme, et différentes autres personnes habituées de la prison, qui déposèrent sous la foi du serment. Il fut déclaré que la dite Effé donnait des signes de démence, se dénudait, se troussait « jusqu'au nombril » devant les hommes prisonniers, qu'il lui arrivait « d'émieter du pain dans son pot de chambre et de le manger aussy avec l'ordure », etc., etc. Les dépositions relues à chaque témoin, et signées par chacun et sur avis favorable du procureur du Roi ripostant au soit communiqué du lieutenant civil, ce dernier décida de procéder personnellement à l'interrogatoire de la folle, et commença par investir du rôle d'interprète un tailleur d'habits de la psse du Crucifix, « Joseph Sutere ». Intimé par huissier à comparoir le 7 du courant en la chambre criminelle du palais, Sutter prêta serment « de se bien et fidellement comporter dans les dittes fonctions d'interprète », et acte lui fut donné de sa comparution. Marie Effé fut amenée en la chambre criminelle, et déclara que si elle avait avalé « du pain mincé dans son pot de chambre rempli d'ordure », c'était pour se guérir du mal de dents.

Le reste du dialogue ne laissa point de doute à M. de la Rozelle : mais, le 9 septembre, le procureur du roi fit observer qu'il fallait un avis médical, et le magistrat nomma d'office le Dr Vétillard et le chirurgien Thibault des Bois pour examiner la démente : assignés par exploit de l'huissier Guerrault du 9 septembre 1767, les deux praticiens comparurent le 10 septembre pour prêter serment de faire leur mission « en gens de bien et d'honneur » ; puis, assistés de l'indispensable « Suterre » ils interrogèrent la patiente ; ses « réponses [furent] étrangères aux demandes », et nos praticiens convinrent qu'elle manifestait « tous les symptômes qui caractérisent l'espèce de délire qu'on nomme manie ». Ils estimèrent qu'elle ne pouvait « estre relâchée sans préjudicier à la Société, et qu'elle [devait] estre renfermée dans une maison de force où dans les commencements on pourra[it] essayer par les saignées du pied et de la jugulaire et autres remèdes convenables de rappeler sa raison » (1).

Rapport daté et signé du 11 septembre, les deux praticiens se présentèrent le 12 devant M. de la Rozelle pour la répétition et affirmation de leur rapport. Ils le déclarèrent véritable sous la foi du

(1) Sur demi feuille de papier de la Généralité de Tours, timbrée à 1 s. 3 d. — A. S., B 850.

serment, et acte leur ayant été donné de leur comparution, ils furent taxés, au tarif habituel.

Expédition de toutes ces pièces fut adressée au procureur général près le Parlement de Paris, Joly de Fleury, auquel seul il appartenait de prononcer l'internement.

L'hôpital général du Mans possédait à cet usage des *loges*, d'ailleurs dénuées de confortable, et dans lesquelles on n'admettait, en principe, que des aliénés payants que leur famille y plaçait à titre de pensionnaires (1). En fait, on y donnait encore un asile provisoire, sur la réquisition du procureur du Roi, aux déments en instance d'internement, en attendant leur transfert dans les établissements spéciaux. En août 1789, « le receveur [est] chargé de voir le directeur des Messageries pour marchander au meilleur compte le transfert de la femme Huet et de la Vve Préaubert à la Salpétrière conformément aux ordres de M. le Procureur général ». Une nouvelle instruction ayant prescrit leur translation « à la Salpétrière aux frais du Domaine », on arrête, le 19 septembre, de les faire partir « par le prochain fourgon » (2). Il arrivait même que MM. de la Justice, abusant de la complaisance de l'Hôpital, y laissaient séjourner plus longtemps que de raison, ces hôtes peu rémunérateurs, ce qui provoqua à diverses reprises les protestations du Bureau (3).

§ 4. — Bien que les patients soumis à l'examen de nos légistes fussent généralement des bipèdes, les cas étaient plus variés qu'on ne le pouvait supposer : et l'on vit, en 1735, la justice déranger un

(1) Le 20 janvier 1787 le Bureau autorisa l'admission « dans les loges de la Dlle Coqueret, « tombée en démence avec frénésie ». Son frère, curé de Fatines, s'engagea à solder pour elle une pension annuelle de 300 livres, payable d'avance par semestre, le semestre versé demeurant acquis à la maison en cas de décès, sortie ou guérison, ainsi que les hardes et effets de la patiente, « mais ceux ci en cas de mort seulement. (A.H.M.. Délib. (F9/17.)

(2) Délib., 22 août et 19 septembre 1789, A.H.M., F 9/17.

(3) « Sur ce qu'il est encore entré depuis le dernier Bureau une folle aux loges, descidé que... M. de la Rozelle sera prié en présence de M. le Procureur du Roi de ne point faire entrer des folles ou fous aux loges, ou au moins d'en décharger la maison le plustost possible attendu que les loges étant pour y recevoir des pensionnaires au profit de la maison, ce n'est que par condescendance pour les réquisitions de M. de la Rozelle que l'on reçoit les personnes qu'il envoye pour ces places. » (Délib., 8 avril 1786, A. H. M., F 9/17.)

Le 8 juillet 1786, M. de la Fuie est « prié de parler à M. le procureur du Roy pour les fous qui sont détenus en cette maison à sa réquisition qui devraient depuis longtems en être sortis et transférés ailleurs conformément aux promesses de ce magistrat ». (A. H. M., F 9/17.)

ancien lieutenant du premier chirurgien et un maître en chirurgie pour faire l'autopsie... d'une perruche ! (1)

Le 26 août 1735, à quatre heures de relevée, par devant Alexandre Paul Louis Fr. de Samson, Chevalier, seigneur de Lorchère, lieutenant général en la sénéchaussée du Maine, comparut Pierre Orry, seigneur de Villarceau, lequel avait, par exploit en bonne forme, fait intimer « à ces jour lieu et heure » le sieur Jolais épicier en cette ville, « à l'effet de convenir de sa part d'un chirurgien pour voir et visiter un oyseau des Indes nommé perruche que led Sieur de Vilarceau sou[tenait] avoir été étoufé [ou fait mourir violemment dans sa maison ou de son ordre] par led. Jolais »... « ce qu'il n'a[vait] fait que par animosité ».

Le corps du délit, — je veux dire l'oiseau défunt — fut apporté par devant M. le Lieutenant général ; le Sr Goutard fut agréé comme expert au nom de M. de Villarceau, et le Sr Jolais ayant fait défaut, Louis Paton, aussi chirurgien, fut désigné d'office comme deuxième expert. Sur quoi, nos deux chirurgiens ayant prêté serment devant le magistrat « de fre presentement la visitte dud. oyseau et leur raport », examinèrent le cadavre et trouvèrent « au dessous de l'oreille droite de l'oyseau un trou pareil pour l'étendue dans lequel à peine ils ont pu introduire la teste d'une épingle » ; « un peu de sang épanché » à « la baze du crâne », qui « commençoit vis-à-vis de lad. playe remarquée au-dessous de l'oreille droite, et continué jusqu'à une ligne prez de l'oreille du côté oposé ». L'instrument du crime, qu'ils jugèrent « être une éguille ou autre de pareil effet » avait « touché la mouëlle alongée, quelques branches de la vertébralle », ce qui avait « deu causer la mort promte dud. oyseau, toutes les autres parties de son corps s'estans trouvées seines » (2).

IV

§ 5. — En matière militaire, nos chirurgiens n'étaient guère requis qu'au moment du tirage à la milice. Sur les procès-verbaux de cons-

(1) Cf. Paul Delaunay, *Une expertise médico-légale en 1735. Histoire de deux chirurgiens et d'une perruche assassinée*. La France médicale, 25 juin 1914, p. 127-128.

(2) A. S., B 589.

cription, le subdélégué déclare invariablement qu'ayant « procédé à l'examen de ceux qui se prétendent incapables du service par raison d'infirmités, et après les avoir fait constater par le chirurgien du lieu en [sa] présence », il a « provisoirement ordonné qu'ils seroient exclus du présent tirage » (1).

Ces pièces ne donnent d'ailleurs ni le nom du chirurgien convoqué ni le chiffre des honoraires qui lui étaient alloués pour sa peine.

L'impartialité de ce praticien n'était peut-être pas toujours à l'abri de tout soupçon. En mars 1793 — nous sommes, il est vrai, en pleine anarchie révolutionnaire — les jeunes gens requis pour la conscription se dérobent à qui mieux mieux, au point que « le Directoire de la Ferté-Bernard s'obstine à imposer contre la volonté de celui du département, l'inscription sur les contrôles d'hommes reconnus impropres au service par le chirurgien délégué à leur examen » (2). On voit que la question des *inaptes* se posait déjà, il y a plus de cent ans.

V

§ 6. — En matière d'exoennes politiques, nous n'avons que peu de documents : vers 1712-14, le chirurgien Bordier, de Foulletourte, demande 4 l. aux héritiers de F. Bellanger, fermier de Coulléard, pour « luy avoir délivré un raport avecq Me Ory, maître-chirurgien pour l'exempter d'être collecteur, dont il avoict une raison valable qui est une maladye quil avoict qui sapelle épilepsye qui occupe le siège de la raison qui est le cerveau qui souvent dégénère en mal caduc et finist en apoplexye qui cause ordinairement la mort subite » (3).

VI

L'autorité ecclésiastique sollicitait parfois le concours des gens de l'art pour l'identification de quelques reliques : ainsi le Dr Noël Eustache Péan du Chesnay fut il chargé, conjointement avec le chirurgien Daniel Foucault, de vérifier l'état des ossements de Saint-Benoît, martyr, « lors de l'ouverture de la boeste en laquelle [ils] estoient. » le 9 juin 1679 (4).

(1) A. S., C[3], année 1766.
(2) M. Giraud. *Levées d'hommes et acheteurs de biens nationaux dans la Sarthe en* 1793, Le Mans, de Saint-Denis, 1920, 159 p. in-8° p. 39.
(3) H. Roquet, *Un mémoire de chirurgien au* XVIIIe *siècle*. Les Annales Fléchoises et La Vallée du Loir, 1re année, n° 1, janvier 1903, p. 30.
(4) D. Heurtebise, *Deux fêtes mémorables à Saint-Benoît du Mans au XVIIe siècle*, Rev. hist. et arch. du Maine, t. LXVIII, 1910, p. 814, note.

Quant aux certificats délivrés à l'occasion de quelque miracle ou produits devant l'officialité lors de procès en annulation de mariage, etc., nous n'en avons pu rencontrer que fort peu pour la province. Un des rares documents relatifs à ce sujet est une supplique adressée le 10 mai 1780 par Mr Autin, curé de Châlons (1), et frère d'un médecin de Mayenne, au procureur général Joly de Fleury, à l'occasion d'un mariage projeté entre deux épileptiques. « Il est triste pour moi, écrit le prêtre, de voir se perpétuer des malheureux de cette espèce, et si on les laisse se marier, le nombre en deviendra prodigieux. La famille du garçon s'oppose, mais inutilement, au mariage. Je vous supplie, Monseigneur, de prescrire ce que j'ai à faire dans cette circonstance ; il y a déjà une publication. »

Le magistrat répondit :

« Lorsque l'épilepsie est antérieure au mariage, cette maladie, si elle est constatée par des enquêtes et par le rapport des médecins et des chirurgiens, devient un empêchement dirimant, attendu qu'il importe à la société qu'une pareille maladie ne se perpétue point. D'ailleurs, il se peut arriver que le garçon ou la fille soit guéri de cette maladie, et que l'autre en reste toujours attaqué ; et on ne doit pas souffrir que le lit nuptial devienne un sujet d'horreur, d'effroi et de saisissement pour celui qui aurait l'avantage de guérir.

« Il est de principe que, quand l'un des époux tombe dans une maladie contagieuse, il y a lieu à la séparation forcée. L'épilepsie est une maladie contagieuse, qui donne lieu à celui qui n'en est pas attaqué, de se séparer ; et il pourrait arriver que si l'un des deux conjoints était attaqué de cette maladie immédiatement après la bénédiction nuptiale et avant que le mariage eût été consommé, on prononçât la dissolution du mariage.

« Ainsi, il ne paraît pas que vous puissiez, par quant à présent, procéder à la célébration du mariage. Vous devez faire part de ma lettre à mon substitut au siège royal où ressortit votre paroisse, afin qu'il convoque à sa requête l'assemblée des parents, voisins et amis du garçon et de la fille, à l'effet de recevoir leur déclaration sur le genre de la maladie du garçon et de la fille, dont sera dressé procès-verval par le juge et pour que le garçon et la fille soient vus et visités par médecin et chirurgien qui seront nommés d'office, lors des attaques de la maladie, à l'effet de constater le genre du mal et si c'est l'épilepsie ou mal caduc, dont sera dressé procès-verbal du rapport par lesdits médecins et chirurgiens et si du procès-verbal de l'assem-

(1) Paroisse de l'archidiaconé de Laval, doyenné d'Evron.

blée des parents, voisins et amis et du rapport des médecins et chirurgiens il résulte que le garçon et la fille, ou l'un des deux, sont atteints d'épilepsie, vous ne devez pas passer outre à la célébration du mariage, parce qu'une maladie contagieuse, donnant lieu à une séparation de corps forcée est un motif pour ne pas unir par mariage des personnes qui sont atteintes d'une telle maladie.

« Je suis, Monsieur, etc.

JOLY DE FLEURY. » (1)

Je ne saurais pourtant terminer ce chapitre de mœchialogie sans donner au moins quelques extraits d'un mémoire que la Demoiselle Anne Dureau, de Mamers, épouse trop... respectée de François Louis G..., Sieur de la P..., adressa vers 1770 à M. l'Official du diocèse du Mans, pour réclamer la dissolution d'un mariage « contre lequel la nature et la religion la mett[aient] dans la dure nécessité » de protester.

« Malgré la modestie et la pudeur de son sexe », la suppliante exposait à l'autorité ecclésiastique « un détail humiliant, mais excessif de la funeste situation où la nature a[vait] réduit led. Sieur, prétendu époux ». Suit le portrait du mari : « âgé de 35 ans, au moins d'une taille de cinq pieds ou environ, plus gros qu'autrement, ayant une barbe noire bien fournie et beaucoup de poil sur tout le corps excepté à la poitrine, mais ses jambes sont fort menues et fort cagneux, il marche et se tient mal, il semble embarassé des reins et du col, sa voix est grêlée et frettée, son membre viril n'a que trois ou quatre pouces de long et deux pouces et demy de circonférence lorsqu'il est dans une espèce de retreict, car il n'en a point de véritable, et le gland est toujours mol..., ses testicules sont presque verts et pas plus gros que des avelines. » Après le long détail des multiples essais par lesquels le conjoint s'évertua, sans succès, à mériter la qualité de mari, la postulante, ne voulant point « risquer à son salut », se munit de l'avis de plusieurs jurisconsultes, canonistes et médecins de la capitale, et sollicita de l'autorité diocésaine la cassation de son mariage (2).

Sans doute la requérante fut-elle soumise à l'examen du chirurgien

(1) Publ. par Paul d'Estrée, *Les mariages d'épileptiques*, Journal de Médecine de Paris, 23e année, 2e série, vol. XV, 14 juin 1903, no 24, p. 240-241.
(2) Document dû à l'obligeance de M. le Dr Mordret.

de l'officialité, qui était alors, si je ne me trompe, Thibault des Bois ; malheureusement nous ne possédons ni le rapport du praticien, ni la sentence qui régla l'affaire.

Pièces justificatives.

Rapport médico-légal sur un cas de viol (1769).

Nous soussigné Michel Brasdor, maître chirurgien reçu pour la résidence de la paroisse de Savigné-l'Evêque, rapportons qu'en vertu de l'ordonnance de M. le lieutenant criminel en la sénéchaussée du Maine et siège présidial du Mans en datte du vingt courant, requeste et pour suitte de M. le procureur du Roy esdits sièges et par assignation de Lesourd, huissier, en datte du jour d'hier vingtiesme courant pour faire notre rapport de l'état des blessures et excès commis le dix-huit aoust dernier au matin sur la personne de la petite fille Marie Lefèvre âgée d'environ trois ans, fille de Pierre Lefèvre, tisserand, et de Marie Boutlier, tous trois demeurants susditte paroisse de Parigné que l'on nous dit avoir été violée dans l'instant que sur les dix heures du matin dix-huit aoust dernier nous nous sommes rendu à la requeste de la mère de la petite malade et procédant chez elle à la visitte de sa petite fille criante et se plaignant de violentes douleurs dans toutes les parties externes et inférieures du bas-ventre, nous avons trouvé et remarqué que les grandes lèvres de ses parties génitales ainsi que les nymphes avaient été violemment écartées, escoriées et contuses puisqu'il en était sorti du sang que nous avons jugé de là que l'on a voulu essayer à faire entrer dans le vagin de cette petite fille et avec force quelque corps étranger que ce soit, comme bout du doigt, verge ou autres instruments de pareil effet : que pour obvier aux accidents qui auraient put survenir quoyque nous ayons jugé sur le champ l'état de cette petite fille comme simple maladie, aussi nous nous sommes contenté de prescrire à la mère de faire garder le repos à l'enfant pendant que nous avons lavé et fomenté ces parties lézées avec une décoction émolliente et vulnéraire ce qui a fait cesser touts accidents simptomatiques et a empeschés les consécutifs, l'enfant ayant été rétabli au bout de cinq à six jours que nous l'avons abandonnée et es ce que nous affirmons véritable. Fait à Parigné-l'Evêque ce vingt unième jour de septembre mil sept cent soixante neuf, jour auquel nous nous sommes transporté au Mans...

Michel Brasdor (1).

(1) A. S., B. 1382. — Sur feuille de papier fiscal de la Généralité de Tours, timbré à 1 s. 3 d.

IMPRIMERIE MONNOYER

LE MANS (Sarthe

www.ingramcontent.com/pod-product-compliance
Ingram Content Group UK Ltd.
Pitfield, Milton Keynes, MK11 3LW, UK
UKHW020534180726
13839UKWH00006B/2511